Exercices d'étirement pour les personnes âgées de plus de 60 ans

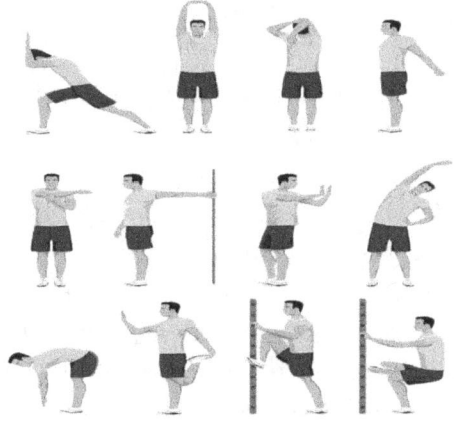

Des mouvements doux pour une meilleure santé afin que vous restiez flexible et actif pendant votre âge d'or

Diana E. Allison

Copyright © 2024 Diana E. Allison

Tous droits réservés. Aucune partie de ce livre ne peut être reproduite, numérisée ou distribuée sous quelque forme imprimée ou électronique sans autorisation. Veuillez ne pas participer ni encourager le piratage de documents protégés par le droit d'auteur en violation des droits d'auteur. Achetez uniquement les éditions autorisées.

Clause de non-responsabilité

Les informations fournies ici sont basées sur des recherches approfondies et ne sont pas destinées à remplacer un diagnostic, un traitement ou des soins professionnels. Consultez votre médecin ou professionnel de la santé qualifié pour tout problème médical. Attention, cette ressource n'est pas un remède mais est destinée uniquement à des fins de gestion. Les réponses individuelles au traitement peuvent varier et des conseils médicaux personnalisés sont essentiels pour un diagnostic, un traitement et une gestion appropriés des problèmes de santé.

Table des matières

Introduction..5
   Importance des étirements pour les personnes âgées 6
   Avantages des étirements réguliers............................8
Chapitre 1 : Conseils de sécurité..................... 12
   Échauffement... 12
   Proper Technique.. 14
   À l'écoute de votre corps..16
   Quand demander un avis médical............................ 19
Chapitre 2 : Étirements du haut du corps.............23
   Étirement du cou..23
   Étirement des épaules.. 25
   Étirement de la poitrine... 27
Chapitre 3 : Étirements du corps........................ 30
   Étirement des ischio-jambiers..................................30
   Étirement des mollets.. 32
   Étirement des quadriceps.. 34
Chapitre 4 : Étirements de tout le corps..............38
   Courbure avant assise.. 38
   Étirement chat-vache... 41
Chapitre 5 : Routines d'étirement........................45
   Routine du matin..45
   Routine du soir...50
   Routine sur chaise..55

Chapitre 6 : Conseils supplémentaires......................62
    Intégrer les étirements dans la vie quotidienne........62
    Rester cohérent.. 67
    Combiner les étirements avec d'autres exercices.....71
Conclusion.. 78
Appendice.. 80
    Glossaire des termes.. 80

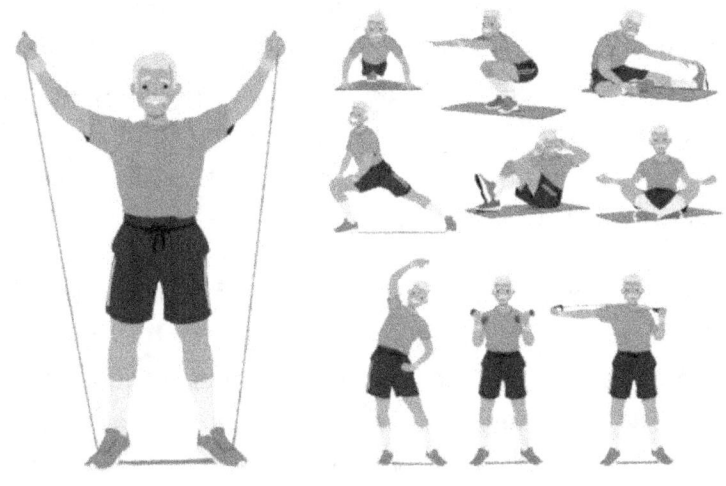

Introduction

Bienvenue dans un voyage de vitalité et de flexibilité renouvelées. À mesure que nous vieillissons, il devient de plus en plus important de maintenir un mode de vie actif. Les exercices d'étirement ne visent pas seulement à rester en forme ; ils visent à améliorer votre qualité de vie, à prévenir les blessures et à profiter des activités quotidiennes avec facilité et confort.

Pour les personnes âgées, intégrer régulièrement des étirements à votre routine peut entraîner des bénéfices remarquables. Imaginez vous réveiller chaque matin avec moins de raideur, vous sentir plus énergique tout au long de la journée et pouvoir bouger librement et en toute confiance. Ces mouvements doux sont conçus pour vous aider à y parvenir.

Dans ce guide, nous explorerons une variété d'exercices d'étirement spécialement adaptés à vos besoins. Que vous soyez un sportif chevronné ou un débutant en fitness, ces étirements sont simples, sûrs et très efficaces. Notre objectif est de vous faire sentir plus fort, plus flexible et prêt à profiter de chaque instant de vos années d'or.

Embarquons ensemble sur ce chemin vers une meilleure santé et découvrons comment quelques minutes d'étirements chaque jour peuvent transformer votre vie. Préparez-vous à vous sentir plus jeune, dynamique et actif que jamais !

Importance des étirements pour les personnes âgées

Les étirements jouent un rôle central dans la santé et le bien-être des seniors, offrant une multitude de bienfaits qui améliorent la vie quotidienne et la vitalité globale. En vieillissant, nos muscles perdent naturellement de leur élasticité et nos articulations deviennent plus rigides, ce qui rend les mouvements plus difficiles. Intégrer des étirements réguliers à votre routine peut contrecarrer ces effets et offrir des avantages significatifs :

1. **Maintenir la flexibilité**: Les étirements contribuent à améliorer et à maintenir la souplesse des muscles et des articulations. Cette flexibilité accrue se traduit par une meilleure amplitude de mouvement, permettant aux personnes âgées d'effectuer leurs activités quotidiennes avec plus de facilité et de confort.

2. **Améliorer la posture**: Une bonne posture est essentielle pour l'équilibre et réduire les risques de chutes, qui peuvent être particulièrement préjudiciables pour les seniors. Les exercices d'étirement favorisent un bon alignement de la

colonne vertébrale et des muscles, contribuant ainsi à une meilleure posture et stabilité.

3. **Réduire les tensions et les douleurs musculaires :** Les étirements aident à soulager les tensions musculaires et à réduire le risque de douleurs musculaires après une activité physique ou des périodes prolongées en position assise ou debout. Cela peut améliorer la mobilité et diminuer l'inconfort.

4. **Améliorer la circulation sanguine :** S'engager dans des mouvements d'étirement stimule le flux sanguin vers les muscles et les articulations, favorisant ainsi une meilleure circulation dans tout le corps. Une circulation améliorée contribue à une guérison plus rapide des blessures et à une meilleure santé cardiovasculaire globale.

5. **Augmentation des niveaux d'énergie :** Des étirements réguliers peuvent augmenter les niveaux d'énergie en augmentant le flux sanguin et l'apport d'oxygène aux tissus. Cela peut permettre de se sentir plus revigoré et moins fatigué tout au long de la journée.

6. **Prévenir les blessures**: Les muscles et articulations flexibles sont moins sujets aux blessures telles que les foulures, les entorses et les tractions musculaires. Les étirements aident à préparer le corps aux activités

physiques et réduisent les risques de blessures lors de l'exercice ou des tâches quotidiennes.

7. **Améliorer le bien-être mental**: Les exercices d'étirement peuvent avoir un impact positif sur la santé mentale en favorisant la relaxation, en réduisant les niveaux de stress et en améliorant l'humeur générale. Cette approche holistique de la condition physique peut contribuer à une meilleure qualité de vie au cours des dernières années.

L'intégration d'une variété d'exercices d'étirement dans votre routine quotidienne, adaptés à vos besoins et capacités individuels, peut améliorer considérablement votre bien-être physique et mental pendant que vous traversez les années d'or. Profitez des bienfaits des étirements et profitez d'une vie plus active et épanouissante avec une mobilité et une vitalité améliorées.

Avantages des étirements réguliers

Des étirements réguliers offrent de nombreux bienfaits qui contribuent à la fois à la santé physique et au bien-être général, en particulier chez les seniors. Voici les principaux avantages :

1. **Flexibilité et amplitude de mouvement améliorées :** Les exercices d'étirement aident à

allonger les muscles et à augmenter la flexibilité des articulations, permettant ainsi une meilleure amplitude de mouvement. Cette flexibilité est essentielle pour effectuer avec aisance les activités quotidiennes et réduire les risques de blessures.

2. **Fonction musculaire améliorée**: Les étirements favorisent une meilleure coordination et un meilleur équilibre musculaire, essentiels au maintien de la stabilité et à la prévention des chutes, une préoccupation importante chez les seniors.

3. **Réduction des tensions et des douleurs musculaires :** Les étirements détendent les muscles tendus et atténuent les raideurs, soulageant ainsi l'inconfort souvent associé au vieillissement, à une position assise prolongée ou à une activité physique.

4. **Meilleure posture et alignement :** Les étirements aident à corriger les déséquilibres musculaires, à améliorer la posture et à bien aligner la colonne vertébrale. Cela peut réduire la tension sur le dos et le cou, améliorant ainsi la mécanique globale du corps.

5. **Circulation améliorée :** Les étirements augmentent le flux sanguin vers les muscles et les articulations, favorisant ainsi une meilleure circulation dans tout le corps. Une circulation améliorée favorise une récupération plus rapide des blessures et contribue à la santé cardiovasculaire.

6. **Soulagement du stress et relaxation :** S'engager dans des exercices d'étirement favorise la relaxation en relâchant les tensions stockées dans les muscles. Cela peut réduire les niveaux de stress, améliorer l'humeur et contribuer à un meilleur bien-être mental.

7. **Prévention des blessures :** Les muscles et tendons flexibles sont moins susceptibles d'être tendus ou blessés lors d'activités physiques ou quotidiennement tâches. Des étirements réguliers préparent le corps au mouvement et réduisent le risque de tensions musculaires, d'entorses et d'autres blessures.

8. **Performance améliorée dans les activités physiques :** Une flexibilité accrue et une fonction musculaire améliorée se traduisent par de meilleures performances dans les sports, les activités récréatives et les tâches quotidiennes,

permettant aux personnes âgées de maintenir un mode de vie actif.

9. **Soutien à la santé des articulations**: Les étirements aident à maintenir la santé des articulations en préservant le liquide synovial lubrifiant et en prévenant les raideurs pouvant conduire à l'arthrite ou à d'autres problèmes articulaires.

10. **Promotion de la longévité et de la qualité de vie**: En améliorant la flexibilité, en réduisant la tension musculaire et en favorisant la santé physique globale, des étirements réguliers peuvent contribuer à une meilleure qualité de vie et favoriser l'indépendance à mesure que les individus vieillissent.

Les étirements réguliers ne sont pas qu'une simple routine ; c'est une voie pour maintenir et améliorer votre bien-être physique et mental à mesure que vous vieillissez. Les avantages des exercices d'étirement pour les personnes âgées sont profonds et d'une grande portée, allant de l'amélioration de la flexibilité et de l'amplitude des mouvements à la réduction de la tension musculaire et à l'amélioration de la posture et de l'équilibre en général.

Chapitre 1 : Conseils de sécurité

Échauffement

L'échauffement avant les étirements est essentiel pour préparer vos muscles et vos articulations à l'activité, réduisant ainsi le risque de blessure et améliorant l'efficacité de votre routine d'étirement. Suivez ces conseils pour garantir un échauffement sûr et efficace :

1. **Commencez par une activité aérobie légère :** Commencez votre échauffement par 5 à 10 minutes d'exercices aérobiques légers comme la marche, la marche sur place ou le vélo sur un vélo stationnaire. Cela augmente votre fréquence cardiaque et le flux sanguin vers vos muscles.

2. **Concentrez-vous sur les mouvements dynamiques**: Incorporez des mouvements dynamiques qui imitent les mouvements que vous ferez pendant les étirements. Par exemple, des cercles de bras, des balancements de jambes ou des torsions douces peuvent aider à détendre les articulations et à augmenter la flexibilité.

3. **Augmentez progressivement l'intensité :** Augmentez progressivement l'intensité de vos activités d'échauffement. Commencez par des mouvements doux et passez progressivement à des exercices avec une plus grande amplitude de mouvement à mesure que vos muscles commencent à se sentir plus souples.

4. **Inclure des mouvements articulaires spécifiques**: Faites attention aux zones qui seront ciblées lors de votre routine d'étirements. Déplacez vos articulations dans toute leur amplitude de mouvement pour lubrifier les capsules articulaires et les préparer à l'étirement.

5. **Écoutez votre corps**: Faites attention à ce que ressent votre corps pendant l'échauffement. Il est normal de ressentir une légère augmentation de la température et une légère transpiration, mais vous ne devriez ressentir ni douleur ni inconfort. Si vous le faites, ajustez votre intensité ou votre technique.

6. **Restez hydraté**: Buvez de l'eau avant et après votre échauffement pour rester hydraté. Une bonne hydratation soutient la fonction musculaire

et aide à réguler la température corporelle pendant l'exercice.

En intégrant ces conseils d'échauffement à votre routine d'étirements, vous vous assurerez que vos muscles sont adéquatement préparés à l'activité, réduisant ainsi le risque de foulures ou de blessures. Un échauffement approprié améliore non seulement l'efficacité de vos étirements, mais jette également les bases d'une séance d'exercices sûre et agréable.

Proper Technique

Maintenir une bonne technique pendant les exercices d'étirement est crucial pour maximiser les bénéfices et prévenir les blessures, en particulier chez les personnes âgées. Suivez ces directives pour garantir des étirements sûrs et efficaces :

1. **Échauffez-vous d'abord :** Commencez toujours par un échauffement doux pour augmenter le flux sanguin vers vos muscles et les préparer aux étirements. Cela aide à réduire la raideur musculaire et améliore la flexibilité.

2. **Commencez lentement**: Commencez chaque étirement lentement et doucement sans rebondir ni saccades. Commencez l'étirement jusqu'à ce

que vous ressentiez une légère tension, en vous arrêtant avant de ressentir de la douleur.

3. **Tenez chaque étirement**: Maintenez chaque étirement pendant 15 à 30 secondes, ou plus si vous êtes à l'aise, pour laisser à vos muscles le temps de se détendre et de s'allonger. Évitez de retenir votre souffle ; au lieu de cela, respirez profondément et régulièrement.

4. **Concentrez-vous sur le groupe musculaire**: Concentrez-vous sur le groupe musculaire spécifique que vous ciblez à chaque étirement. Visualisez l'allongement musculaire et l'augmentation progressive de la flexibilité.

5. **Évitez de trop vous étirer**: Étirez-vous jusqu'à ressentir un léger inconfort, mais jamais jusqu'à ressentir de la douleur. Des étirements excessifs peuvent provoquer des tensions musculaires ou d'autres blessures, en particulier chez les personnes âgées.

6. **Utiliser un bon alignement**: Maintenez un bon alignement du corps pendant chaque étirement. Par exemple, gardez votre colonne vertébrale neutre et vos épaules détendues lorsque vous étirez le cou et le haut du dos.

7. **Modifier selon les besoins**: Si vous avez des problèmes articulaires ou des problèmes de santé particuliers, modifiez les étirements en fonction de vos besoins. Consultez un professionnel de la santé ou un physiothérapeute pour obtenir des conseils personnalisés.

8. **Restez cohérent :** Intégrez des étirements à votre routine quotidienne pour maintenir et améliorer votre flexibilité au fil du temps. La cohérence est essentielle pour récolter les bénéfices à long terme des exercices d'étirement.

En suivant ces directives pour une technique appropriée, vous pouvez intégrer les étirements de manière sûre et efficace à votre programme de remise en forme. N'oubliez pas que les étirements doivent être agréables et contribuer à votre bien-être général sans causer d'inconfort ni de douleur.

À l'écoute de votre corps

L'écoute de son corps est essentielle lors des exercices d'étirements, notamment pour les seniors, pour assurer la sécurité et maximiser les bienfaits de votre routine. Voici quelques considérations clés pour vous aider à être à l'écoute des signaux de votre corps :

1. **Respectez vos limites :** Comprenez que la flexibilité et l'amplitude de mouvement de chacun varient. Respectez les capacités actuelles de votre corps et évitez de vous pousser au-delà des limites confortables.

2. **Faites attention aux sensations**: Lors des étirements, faites attention aux sensations au niveau de vos muscles et de vos articulations. Un léger inconfort ou une légère tension est normal, mais une douleur aiguë ou un inconfort excessif indique que vous devez relâcher l'étirement.

3. **Respirez en pleine conscience :** Utilisez votre respiration comme guide. Respirez profondément et en rythme pendant les étirements pour aider à détendre vos muscles et améliorer l'efficacité de chaque étirement.

4. **Modifier selon les besoins**: Si un étirement vous semble trop intense ou provoque de la douleur, modifiez-le pour adopter une position plus confortable ou essayez un étirement différent qui cible le même groupe musculaire. Il n'existe pas d'approche universelle, alors trouvez celle qui vous convient le mieux.

5. **Soyez patient et doux**: Accordez-vous le temps d'améliorer progressivement votre flexibilité. Évitez les mouvements brusques ou violents qui pourraient fatiguer les muscles ou les articulations. Des progrès doux et réguliers sont la clé du succès à long terme.

6. **Écoutez les commentaires :** Votre corps fournit un feedback via des sensations d'étirement, de tiraillement ou de relaxation. Apprenez à interpréter ces signaux pour ajuster votre routine d'étirement en conséquence.

7. **Restez hydraté :** Maintenez une bonne hydratation avant et après les exercices d'étirement. La déshydratation peut contribuer à la raideur musculaire et aux crampes, affectant votre capacité à vous étirer efficacement.

8. **Consultez un professionnel :** Si vous souffrez de douleurs chroniques, de problèmes de santé spécifiques ou de préoccupations concernant les exercices d'étirement, consultez un professionnel de la santé ou un physiothérapeute pour obtenir des conseils personnalisés.

En écoutant votre corps et en honorant ses signaux pendant les exercices d'étirement, vous pouvez cultiver une routine sûre et efficace qui soutient votre santé et votre bien-être en général. Ajustez vos étirements selon vos besoins, restez attentif aux réactions de votre corps et profitez des avantages d'une flexibilité et d'une mobilité améliorées.

Quand demander un avis médical

Même si les exercices d'étirement offrent de nombreux avantages aux personnes âgées, il est important d'être attentif aux réactions de votre corps et de consulter un médecin si nécessaire. Voici les situations où consulter un professionnel de la santé est recommandé :

1. **Douleur persistante :** Si vous ressentez une douleur persistante ou aiguë pendant ou après des exercices d'étirement, en particulier dans des articulations ou des muscles spécifiques, cela peut indiquer un problème sous-jacent tel qu'une arthrite, une tendinite ou une tension musculaire.

2. **Diminution de l'amplitude de mouvement :** Si vous remarquez une diminution soudaine ou progressive de votre amplitude de mouvement malgré des étirements réguliers, cela pourrait être le signe d'une raideur articulaire, d'une

inflammation ou d'autres problèmes musculo-squelettiques nécessitant une évaluation.

3. **Difficulté à effectuer les activités quotidiennes**: Si la raideur ou la douleur causée par les exercices d'étirement interfère avec votre capacité à effectuer des activités quotidiennes telles que marcher, monter des escaliers ou vous lever d'une chaise, il est important de discuter de ces symptômes avec un professionnel de la santé.

4. **Nouveaux symptômes**: Si vous développez de nouveaux symptômes tels qu'un gonflement, un engourdissement, des picotements ou une faiblesse des muscles ou des articulations après un étirement, cela peut indiquer une blessure ou un problème nerveux nécessitant des soins médicaux.

5. **Conditions médicales préexistantes :** Si vous souffrez de problèmes de santé préexistants tels que l'ostéoporose, l'arthrose, les maladies cardiovasculaires ou le diabète, consultez votre médecin avant de commencer une nouvelle routine d'étirements pour vous assurer qu'elle est sûre et adaptée à votre état de santé.

6. **Chirurgie ou blessure récente :** Si vous avez récemment subi une intervention chirurgicale ou si vous vous remettez d'une blessure, demandez conseil à votre médecin ou à votre physiothérapeute avant de vous lancer dans des exercices d'étirement afin d'éviter des complications ou des revers dans votre rétablissement.

7. **Gonflement articulaire persistant**: Si vous ressentez un gonflement ou une inflammation persistante de vos articulations, en particulier après des exercices d'étirement, cela peut indiquer une maladie articulaire sous-jacente qui nécessite une évaluation et un traitement médicaux.

8. **Fatigue ou faiblesse inexpliquée :** Si vous vous sentez inhabituellement fatigué ou faible pendant ou après des exercices d'étirement, cela pourrait être le signe d'un surmenage, d'une déshydratation ou d'un problème médical sous-jacent qui justifie une évaluation médicale.

En surveillant les réactions de votre corps et en demandant un avis médical si nécessaire, vous pouvez vous assurer que votre routine d'étirements favorise votre santé et votre bien-être en général sans compromettre la

Chapitre 2 : Étirements du haut du corps

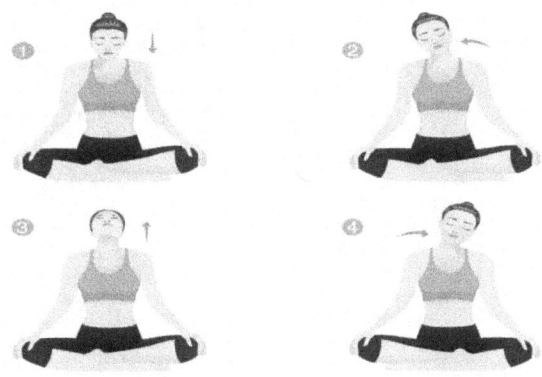

Étirement du cou

L'étirement du cou est un exercice simple mais efficace pour soulager les tensions et améliorer la flexibilité du cou et du haut des épaules. Suivez ces étapes pour un étirement du cou sûr et efficace :

1. **Assis ou debout**: Maintenez une bonne posture avec les épaules détendues et la colonne vertébrale droite.

sécurité. Votre professionnel de la santé peut vous fournir des recommandations et des conseils personnalisés pour vous aider à obtenir des résultats optimaux avec vos exercices d'étirement.

2. **Inclinez lentement la tête :** Inclinez doucement votre tête d'un côté, en ramenant votre oreille vers votre épaule. Évitez de soulever ou de faire pivoter votre épaule ; restez détendu.

3. **Tenez l'étirement**: Maintenez la position pendant 15 à 30 secondes, en ressentant un léger étirement le long du côté de votre cou et de votre épaule.

4. **Changer de côté :** Remettez votre tête en position centrale et répétez l'étirement du côté opposé.

5. **Respirez profondément :** Respirez lentement et profondément pendant que vous maintenez chaque étirement pour aider à détendre les muscles et à approfondir l'étirement.

6. **Répétez si nécessaire :** Vous pouvez effectuer l'étirement du cou plusieurs fois au cours de la journée, surtout si vous passez de longues périodes assis devant un bureau ou un ordinateur.

Conseils de sécurité :
- **Évitez de trop étirer :** Étirez-vous seulement jusqu'au point où vous ressentez une légère traction ; ne forcez pas l'étirement et ne provoquez pas de douleur.

- **Soyez doux**: Le cou est sensible, soyez donc doux et progressif dans vos mouvements.

- **Consultez un professionnel :** Si vous ressentez des douleurs au cou ou des antécédents de blessures au cou, consultez un professionnel de la santé ou un physiothérapeute avant d'effectuer des étirements du cou.

L'intégration de l'étirement du cou à votre routine quotidienne peut aider à soulager les raideurs, à améliorer la posture et à réduire l'inconfort du cou et des épaules, favorisant ainsi la santé et le bien-être général du cou.

Étirement des épaules

L'étirement des épaules aide à améliorer la flexibilité et à soulager les tensions dans les épaules et le haut du dos. Suivez ces étapes pour effectuer un étirement des épaules sûr et efficace :

1. **Tenez-vous droit ou asseyez-vous confortablement**: Maintenez une bonne posture avec la colonne vertébrale droite et les épaules détendues.

2. **Atteignez votre corps**: Étendez un bras sur votre poitrine à hauteur d'épaule, en le gardant droit mais pas verrouillé.

3. **Utilisez votre main opposée :** Utilisez votre main opposée pour tirer doucement votre bras tendu vers votre poitrine. Évitez de tirer trop fort ; l'étirement doit être doux et confortable.

4. **Tenez l'étirement**: Maintenez la position pendant 15 à 30 secondes, en ressentant un étirement à l'arrière de votre épaule et dans le haut de votre bras.

5. **Changer de côté**: Relâchez l'étirement et répétez avec le bras opposé.

6. **Respirez profondément**: Respirez lentement et profondément pendant que vous maintenez chaque étirement pour détendre vos muscles et approfondir l'étirement.

7. **Répéter au besoin**: Vous pouvez effectuer l'étirement des épaules plusieurs fois au cours de la journée, surtout si vous ressentez une sensation de tiraillement ou d'inconfort au niveau des épaules.

Conseils de sécurité :
- **Évitez les mouvements saccadés :** Effectuez l'étirement avec des mouvements lents et contrôlés pour éviter les tensions ou les blessures.

- **Modifier selon les besoins :** Si vous avez des problèmes d'épaule ou des limitations d'amplitude de mouvement, ajustez l'étirement dans une position confortable ou consultez un professionnel de la santé.

- **Écoutez votre corps :** Arrêtez l'étirement si vous ressentez une douleur ou un inconfort au-delà d'une légère sensation d'étirement.

Intégrez cet étirement des épaules à votre routine quotidienne dans le cadre d'une approche holistique visant à maintenir la mobilité et le confort du haut du corps. Il s'agit d'un exercice essentiel dans le cadre de notre livre, conçu pour améliorer le bien-être physique général et promouvoir un mode de vie plus sain au cours de vos vieux jours.

Étirement de la poitrine

Pour effectuer un étirement thoracique sûr et efficace, suivez ces étapes :

1. **Préparer:** Tenez-vous droit, les pieds écartés à la largeur des hanches, ou asseyez-vous droit sur une chaise avec une bonne posture, en vous assurant que vos épaules sont détendues et que votre colonne vertébrale est droite.

2. **Entrelacez vos doigts :** Joignez vos mains derrière votre dos, les paumes tournées vers l'intérieur, ou entrelacez vos doigts devant votre corps au niveau de la poitrine.

3. **Ouvrez votre coffre :** Serrez lentement vos omoplates l'une contre l'autre et soulevez doucement vos bras s'ils sont serrés derrière votre dos, ou poussez doucement vos mains entrelacées vers l'avant tout en gardant vos bras tendus. Cette action ouvrira votre poitrine et vos épaules.

4. **Tenez l'étirement**: Maintenez la position pendant 15 à 30 secondes, en ressentant un léger étirement sur le devant de votre poitrine et de vos épaules. Évitez de cambrer excessivement votre dos ; gardez votre colonne vertébrale neutre.

5. **Respirez profondément**: Respirez profondément et lentement pendant que vous maintenez l'étirement. Inspirez par le nez, expansion votre

poitrine et expirez lentement par la bouche pour améliorer la relaxation.

6. **Relâchez et répétez :** Relâchez lentement l'étirement et détendez vos bras. Répétez l'étirement 2 à 3 fois, en ajustant légèrement la position de votre main à chaque fois pour assurer un étirement complet.

Conseils de sécurité :
- **Évitez de trop étirer :** Étirez-vous jusqu'à ressentir une légère tension ou un léger inconfort, mais jamais jusqu'à la douleur.
- **Gardez le contrôle**: Effectuez l'étirement avec des mouvements lents et contrôlés pour éviter les tensions ou les blessures.
- **Modifier selon les besoins :** Si vous avez des problèmes d'épaule ou de cou, ajustez la position des mains ou consultez un professionnel de la santé pour d'autres étirements.

L'intégration de cet étirement de la poitrine à votre routine habituelle peut aider à améliorer la posture, à réduire la raideur de la poitrine et des épaules et à améliorer la flexibilité globale du haut du corps.

Chapitre 3 : Étirements du corps

Étirement des ischio-jambiers

L'étirement des ischio-jambiers est un exercice crucial pour améliorer la flexibilité et améliorer la mobilité du bas du corps. Suivez ces étapes pour effectuer l'étirement des ischio-jambiers efficacement :

1. **Asseyez-vous ou tenez-vous debout confortablement :** Commencez par vous asseoir sur le bord d'une chaise ou debout, les pieds écartés à la largeur des hanches et les genoux légèrement fléchis pour maintenir la stabilité.

2. **Étendez une jambe vers l'avant :** Étendez une jambe droite devant vous, le talon au sol et les orteils pointés vers le haut. Gardez le dos droit et les épaules détendues.

3. **Charnière au niveau des hanches :** Penchez-vous lentement vers l'avant à partir de vos hanches, en gardant le dos droit, et tendez la

main vers votre pied étendu. Évitez d'arrondir le dos.

4. **Ressentez l'étirement :** Vous devriez sentir un léger étirement le long de l'arrière de votre cuisse (ischio-jambiers). Ajustez l'intensité en vous penchant plus en avant ou en tirant vos orteils vers vous.

5. **Tenez l'étirement**: Maintenez la position pendant 15 à 30 secondes, en respirant profondément et uniformément.

6. **Changer de jambe**: Relâchez l'étirement et passez à l'autre jambe en répétant les mêmes étapes.

7. **Répéter au besoin**: Effectuez l'étirement des ischio-jambiers 2 à 3 fois sur chaque jambe pour améliorer la flexibilité et réduire la tension dans les ischio-jambiers.

Conseils de sécurité :
- **Évitez de rebondir :** Effectuez l'étirement avec des mouvements lents et contrôlés. Rebondir peut fatiguer les muscles et entraîner des blessures.

- **Modifier selon les besoins**: Si vous avez des difficultés à atteindre votre pied, utilisez une serviette ou une sangle autour de votre pied pour tirer doucement vers vous.

- **Consultez un professionnel :** Si vous souffrez de problèmes chroniques au genou ou au dos, consultez un professionnel de la santé ou un physiothérapeute avant d'effectuer des étirements des ischio-jambiers.

L'intégration de l'étirement des ischio-jambiers à votre routine peut aider à maintenir et à améliorer la flexibilité du bas du corps, rendant les activités quotidiennes plus confortables et plus agréables.

Étirement des mollets

L'étirement des mollets est un exercice bénéfique pour améliorer la flexibilité du bas des jambes et améliorer la mobilité. Suivez ces étapes pour effectuer l'étirement du mollet efficacement :

1. **Trouvez une surface stable :** Tenez-vous face à un mur ou à un objet solide pour vous soutenir. Placez vos mains sur le mur ou tenez-vous au dossier d'une chaise pour garder l'équilibre.

2. **Reculer:** Faites un pas en arrière avec un pied, en gardant les deux pieds à plat sur le sol et les orteils pointés vers l'avant.

3. **Redressez votre jambe arrière**: Gardez la jambe arrière droite avec le talon bien ancré au sol.

4. **Penchez-vous en avant**: Penchez-vous lentement en avant, en déplaçant votre poids sur votre jambe avant tout en gardant votre talon arrière au sol. Vous devriez sentir un léger étirement dans les muscles de votre mollet.

5. **Tenez l'étirement**: Maintenez la position pendant 15 à 30 secondes, en gardant une respiration régulière.

6. **Changer de jambe**: Relâchez l'étirement et passez à l'autre jambe en répétant les mêmes étapes.

7. **Répétez si nécessaire :** Effectuez l'étirement des mollets 2 à 3 fois sur chaque jambe pour améliorer la flexibilité et réduire la tension dans les muscles du mollet.

Conseils de sécurité :
- **Évitez de rebondir :** Effectuez l'étirement avec des mouvements lents et contrôlés. Rebondir peut fatiguer les muscles et augmenter le risque de blessure.

- **Modifier selon les besoins :** Si vous avez du mal à maintenir l'équilibre, effectuez l'étirement en étant assis sur une chaise, une jambe étendue à la fois.

- **Consultez un professionnel :** Si vous ressentez une douleur intense au mollet ou si vous avez des antécédents de blessures au mollet, consultez un professionnel de la santé ou un physiothérapeute avant d'effectuer des étirements des mollets.

L'intégration de l'étirement des mollets à votre routine habituelle peut aider à maintenir la flexibilité du bas de vos jambes, à améliorer la circulation et à réduire l'inconfort associé aux muscles tendus des mollets.

Étirement des quadriceps

L'étirement des quadriceps est essentiel pour améliorer la flexibilité de l'avant de la cuisse et améliorer la mobilité. Suivez ces étapes pour effectuer efficacement l'étirement des quadriceps :

1. **Tenez-vous debout :** Tenez-vous debout, les pieds écartés à la largeur des hanches et maintenez une bonne posture, les épaules détendues et la colonne vertébrale droite.

2. **Conservez le support**: Utilisez un mur ou une chaise solide comme support si nécessaire pour maintenir l'équilibre.

3. **Pliez un genou :** Pliez votre genou droit et soulevez votre pied droit vers vos fesses, en saisissant votre cheville ou le dessus de votre pied avec votre main droite.

4. **Gardez les genoux serrés :** Gardez vos genoux rapprochés. Évitez de laisser votre genou avancer ; au lieu de cela, poussez doucement votre hanche vers l'avant pour approfondir l'étirement.

5. **Ressentez l'étirement**: Vous devriez sentir un léger étirement le long du devant de votre cuisse et de votre hanche. Maintenez la position pendant 15 à 30 secondes.

6. **Maintenir la respiration :** Respirez profondément et régulièrement tout au long de l'étirement pour aider à détendre vos muscles.

7. **Changer de jambe :** Relâchez l'étirement et passez à la jambe gauche en répétant les mêmes étapes.

8. **Répétez si nécessaire :** Effectuez l'étirement des quadriceps 2 à 3 fois sur chaque jambe pour améliorer la flexibilité et réduire la tension dans les muscles quadriceps.

Conseils de sécurité :
- **Évitez de surcharger votre dos**: Gardez le bas du dos dans une position neutre et évitez de le cambrer excessivement pendant l'étirement.

- **Utilisez l'assistance si nécessaire :** Si l'équilibre est difficile, tenez-vous à une chaise ou à un mur pour vous soutenir.

- **Modifier selon les besoins :** Si vous avez du mal à atteindre votre pied, utilisez une sangle ou une serviette enroulée autour de votre cheville pour la tirer doucement vers vos fesses.

- **Consultez un professionnel :** Si vous avez des problèmes de genou ou de hanche, consultez un professionnel de la santé ou un physiothérapeute avant d'effectuer des étirements des quadriceps.

L'ajout d'étirements des quadriceps à votre routine peut aider à maintenir la flexibilité de vos cuisses, à améliorer la mobilité du bas du corps et à améliorer le confort général pendant les activités quotidiennes.

Chapitre 4 : Étirements de tout le corps

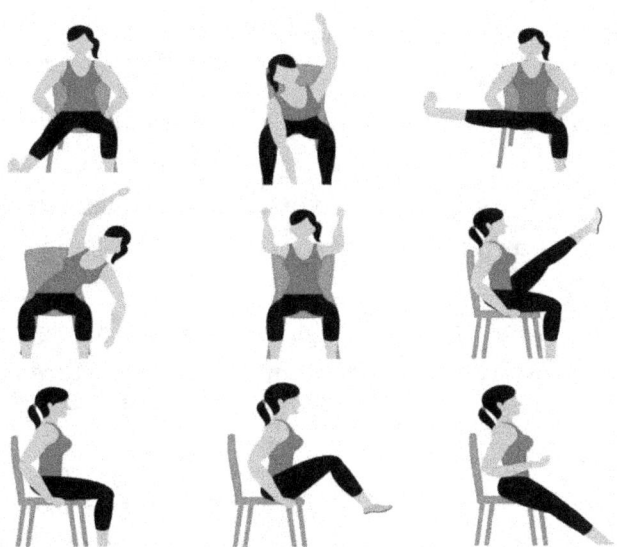

Courbure avant assise

La flexion avant assise est un étirement efficace pour améliorer la flexibilité des ischio-jambiers, du bas du dos et de la colonne vertébrale. Il est particulièrement adapté aux personnes âgées car il peut être pratiqué confortablement en position assise. Suivez ces étapes pour effectuer la flexion avant assise en toute sécurité et efficacement :

1. **Asseyez-vous confortablement**: Asseyez-vous sur le bord d'une chaise solide, les pieds à plat sur le sol, écartés à la largeur des hanches. Assurez-vous que votre dos est droit et que vos épaules sont détendues.

2. **Étendez vos jambes**: Si possible, étendez vos jambes tendues devant vous, les talons au sol et les orteils pointés vers le haut. Si cela vous gêne, vous pouvez garder vos genoux légèrement pliés.

3. **Inspirez et allongez votre colonne vertébrale**: Inspirez profondément et allongez votre colonne vertébrale, assis bien droit.

4. **Expirez et penchez-vous en avant** : Pendant que vous expirez, penchez-vous doucement au niveau de vos hanches et penchez-vous en avant. Atteignez vos pieds avec vos mains, en gardant le dos droit. Évitez d'arrondir le dos.

5. **Allez aussi loin que possible** : Atteignez aussi loin que possible sans forcer. Vous devriez sentir un léger étirement le long de vos ischio-jambiers et du bas du dos. Si vous ne parvenez pas à atteindre vos pieds, placez vos mains sur vos tibias ou vos genoux.

6. **Maintenez l'étirement :** Maintenez la position pendant 15 à 30 secondes en respirant profondément et régulièrement.

7. **Retour au début :** Remontez lentement en position assise en inspirant, en gardant votre colonne vertébrale droite pendant que vous soulevez.

8. **Répéter au besoin:** Effectuez la flexion avant assise 2 à 3 fois pour améliorer la flexibilité et réduire les tensions dans le dos et les jambes.

Conseils de sécurité :
- **Évitez de forcer :** Étirez-vous uniquement jusqu'à ressentir une légère tension ou un léger inconfort. Ne poussez jamais jusqu'à la douleur.

- **Maintenir une forme appropriée :** Gardez le dos droit et charnière au niveau des hanches pour éviter de fatiguer le bas du dos.

- **Modifier selon les besoins :** Si vous avez des ischio-jambiers tendus ou des problèmes au bas du dos, gardez vos genoux légèrement pliés pour réduire la tension.

- **Utiliser des accessoires :** S'il est difficile d'atteindre vos pieds, utilisez une serviette ou une sangle de yoga enroulée autour de vos pieds pour faciliter l'étirement.

- **Consultez un professionnel :** Si vous souffrez de maux de dos chroniques ou de problèmes de colonne vertébrale, consultez un médecin ou un physiothérapeute avant d'effectuer des flexions vers l'avant.

L'intégration de la flexion assise vers l'avant dans votre routine habituelle peut aider à améliorer la flexibilité des ischio-jambiers et du bas du dos, à améliorer la mobilité de la colonne vertébrale et à favoriser le confort et le bien-être général.

Étirement chat-vache

L'étirement Cat-Cow est un excellent exercice pour les seniors pour améliorer la flexibilité et la mobilité de la colonne vertébrale, ainsi que pour soulager les tensions dans le dos et le cou. Ce mouvement doux et fluide peut être effectué au sol ou sur un lit. Suivez ces étapes pour un étirement Cat-Vache sûr et efficace :

1. **Position de départ :** Commencez à quatre pattes en position de table. Assurez-vous que vos

poignets sont directement sous vos épaules et que vos genoux sont sous vos hanches. Gardez le dos plat et la tête dans une position neutre, regardant le sol.

2. **Pose de chat**:
    - **Exhaler**: Arrondissez lentement votre colonne vertébrale vers le plafond, en rentrant votre coccyx et votre menton vers votre poitrine. Laissez votre tête tomber, en étirant la nuque.
    - **Attends un instant**: Sentez l'étirement dans votre dos.

3. **Pose de vache**:
    - **Inhaler**: Cambrez le dos en laissant votre ventre descendre vers le sol. Soulevez votre tête et votre coccyx vers le plafond, en regardant légèrement vers le haut sans vous fatiguer le cou.
    - **Attends un instant**: Sentez l'étirement dans votre abdomen et votre poitrine.

4. **Flux entre les poses**: Continuez à circuler entre les poses du chat et de la vache, en synchronisant votre respiration avec vos mouvements. Expirez lorsque vous passez à la pose du chat et inspirez lorsque vous passez à la pose de la vache.

5. **Répétez la séquence**: Effectuez l'étirement Chat-Vache pendant 1 à 2 minutes, en vous déplaçant doucement et doucement entre chaque position.

Conseils de sécurité :
- **Déplacez-vous lentement :** Effectuez chaque mouvement lentement et avec contrôle pour éviter de vous fatiguer le dos ou le cou.

- **Respirez profondément**: Synchronisez votre respiration avec vos mouvements pour maximiser les bienfaits de l'étirement.

- **Modifier selon les besoins :** Si vous ressentez des douleurs au poignet, essayez d'effectuer l'étirement sur vos poings ou vos avant-bras plutôt que sur vos paumes. Alternativement, vous pouvez faire une version assise de Cat-Cow sur une chaise.

- **Écoutez votre corps**: Déplacez-vous uniquement dans une amplitude de mouvement confortable et indolore. Si vous ressentez un inconfort, arrêtez-vous et consultez un professionnel de la santé.

L'ajout de l'étirement Cat-Cow à votre routine peut améliorer la flexibilité de la colonne vertébrale, augmenter la mobilité et réduire les tensions dans le dos et le cou. Cet exercice doux est particulièrement bénéfique pour les personnes âgées, car il favorise la santé et le bien-être général de la colonne vertébrale.

Chapitre 5 : Routines d'étirement

Routine du matin

Commencer votre journée avec une routine d'étirements matinaux peut donner un ton positif pour le reste de la journée. Pour les personnes âgées, une routine matinale axée sur des étirements doux peut améliorer la flexibilité, améliorer la circulation et réduire la raideur. Voici une suggestion de routine d'étirements matinaux pour vous aider à réveiller votre corps et à vous préparer pour la journée à venir :

1. **Étirement du cou :**
    - **Position de départ :** Asseyez-vous ou tenez-vous droit, les épaules détendues.
    - **Extensible:** Inclinez lentement votre tête d'un côté, en ramenant votre oreille vers votre épaule. Maintenez la position pendant 15 à 30 secondes, puis changez de côté.
    - **Avantage:** Soulage les tensions au niveau du cou et des épaules.

2. **Étirement des épaules :**
   - **Position de départ :** Tenez-vous debout ou asseyez-vous avec la colonne vertébrale droite.
   - **Extensible**: Passez un bras sur votre corps et utilisez votre main opposée pour tirer doucement votre bras vers votre poitrine. Maintenez la position pendant 15 à 30 secondes, puis changez de côté.
   - **Avantage:** Améliore la flexibilité et réduit la raideur des épaules.

3. **Étirement de la poitrine :**
   - **Position de départ :** Tenez-vous debout ou asseyez-vous droit, les mains jointes derrière le dos.
   - **Extensible**: Levez lentement vos bras et serrez doucement vos omoplates l'une contre l'autre, en ouvrant votre poitrine. Tenez pendant 15 à 30 secondes.
   - **Avantage**: Améliore la posture et soulage les tensions au niveau de la poitrine et des épaules.

4. **Courbure avant assise**:
   - **Position de départ**: Asseyez-vous sur le bord d'une chaise, les pieds à plat sur le sol.

- **Extensible**: Étendez vos jambes tendues devant vous et charnières au niveau de vos hanches pour vous pencher en avant, en tendant la main vers vos pieds. Tenez pendant 15 à 30 secondes.
- **Avantage:** Étire les ischio-jambiers et le bas du dos, améliorant ainsi la flexibilité.

5. **Étirement chat-vache :**
   - **Position de départ :** Commencez à quatre pattes en position de table.
   - **Pose du chat :** Expirez et arrondissez votre colonne vertébrale vers le plafond, en ramenant votre menton contre votre poitrine.
   - **Pose de vache**: Inspirez et cambrez le dos en soulevant la tête et le coccyx vers le plafond.
   - **Répéter**: Flux entre les poses du chat et de la vache pendant 1 à 2 minutes.
   - **Avantage**: Augmente la flexibilité de la colonne vertébrale et soulage les tensions du dos.

6. **Étirement des quadriceps :**
   - **Position de départ :** Tenez-vous droit, en utilisant un mur ou une chaise comme support.

- **Extensible**: Pliez un genou et ramenez votre talon vers vos fesses en tenant votre cheville avec votre main. Gardez vos genoux rapprochés. Tenez pendant 15 à 30 secondes, **puis changez de côté.**
- **Avantage**: Étire le devant de la cuisse, améliorant ainsi la flexibilité du bas du corps.

7. **Étirement des mollets :**
   - **Position de départ :** Tenez-vous face à un mur, les mains posées sur le mur pour vous soutenir.
   - **Extensible:** Reculez d'un pied et appuyez votre talon dans le sol tout en pliant votre genou avant. Maintenez la position pendant 15 à 30 secondes, puis changez de côté.
   - **Avantage**: Améliore la flexibilité des muscles du mollet et améliore la circulation dans le bas des jambes.

8. **Étirement des ischio-jambiers :**
   - **Position de départ**: Asseyez-vous sur le bord d'une chaise avec une jambe tendue.
   - **Extensible**: Penchez-vous en avant à partir de vos hanches, en tendant la main vers vos orteils tout en gardant le dos

droit. Maintenez la position pendant 15 à 30 secondes, puis changez de côté.
- **Avantage:** Améliore la flexibilité des ischio-jambiers et réduit la raideur du bas du dos.

Conseils de sécurité :
- **Bougez doucement**: Effectuez chaque étirement avec des mouvements lents et contrôlés pour éviter les blessures.

- **Respirez profondément :** Respirez profondément et régulièrement tout au long de chaque étirement pour aider à détendre vos muscles.

- **Modifier selon les besoins :** Ajustez chaque étirement à votre niveau de confort et utilisez un support si nécessaire.

- **Écoutez votre corps**: Arrêtez tout étirement qui provoque des douleurs et consultez un professionnel de santé si nécessaire.

Intégrer cette routine matinale à votre emploi du temps quotidien peut vous aider à commencer la journée en vous sentant plus flexible, plus énergique et prêt pour les activités à venir.

Routine du soir

Terminer votre journée avec une routine d'étirements en soirée peut aider à détendre vos muscles, à réduire les tensions et à favoriser un meilleur sommeil. Pour les seniors, une routine d'étirements doux le soir peut également améliorer la flexibilité et la mobilité globales. Voici une suggestion de routine d'étirements en soirée pour vous aider à vous détendre et à vous préparer à une nuit reposante :

1. **Étirement du cou :**
    - **Position de départ :** Asseyez-vous ou tenez-vous droit, les épaules détendues.
    - **Extensible** : Inclinez lentement la tête d'un côté, en ramenant votre oreille vers votre épaule. Maintenez la position pendant 15 à 30 secondes, puis changez de côté.
    - **Avantage** : Soulage les tensions au niveau du cou et des épaules accumulées tout au long de la journée.

2. **Roulement d'épaule :**
    - **Position de départ :** Asseyez-vous ou tenez-vous debout avec la colonne vertébrale droite.

- **Mouvement:** Faites rouler vos épaules vers l'avant dans un mouvement circulaire pendant 10 à 15 secondes, puis faites-les rouler vers l'arrière pendant encore 10 à 15 secondes.
- **Avantage:** Détend les muscles tendus des épaules et améliore la circulation.

3. **Étirement de la poitrine :**
    - **Position de départ**: Tenez-vous debout ou asseyez-vous droit, les mains jointes derrière le dos.
    - **Extensible**: Levez lentement vos bras et serrez doucement vos omoplates l'une contre l'autre, en ouvrant votre poitrine. Tenez pendant 15 à 30 secondes.
    - **Avantage:** Ouvre la poitrine et aide à contrecarrer une mauvaise posture.\

4. **Courbure avant assise :**
    - **Position de départ :** Asseyez-vous sur le bord d'une chaise, les pieds à plat sur le sol.
    - **Extensible**: Étendez vos jambes tendues devant vous et charnières au niveau de vos hanches pour vous pencher en avant, en tendant la main vers vos pieds. Tenez pendant 15 à 30 secondes.

- **Avantage:** Étire les ischio-jambiers et le bas du dos, atténuant ainsi les tensions.

5. **Étirement chat-vache :**
    - **Position de départ**: Commencez à quatre pattes en position de table.
    - **Pose de chat**: Expirez et arrondissez votre colonne vertébrale vers le plafond en ramenant votre menton contre votre poitrine.
    - **Posture de la vache :** Inspirez et cambrez le dos en soulevant la tête et le coccyx vers le plafond.
    - **Répéter:** Le flux entre le chat et la vache pose pendant 1 à 2 minutes.
    - **Avantage:** Favorise la flexibilité de la colonne vertébrale et soulage les tensions du dos.

6. **Étirement des muscles fléchisseurs de la hanche :**
    - **Position de départ**: Tenez-vous debout ou agenouillez-vous sur un genou, avec l'autre pied devant, créant un angle de 90 degrés avec les deux jambes.
    - **Extensible:** Poussez doucement vos hanches vers l'avant tout en gardant le

dos droit. Maintenez la position pendant 15 à 30 secondes, puis changez de côté.
- **Avantage**: Étire les fléchisseurs de la hanche et aide à réduire les tensions dans le bas du dos.

7. **Étirement des quadriceps :**
    - **Position de départ :** Tenez-vous droit, en utilisant un mur ou une chaise comme support.
    - **Extensible:** Pliez un genou et ramenez votre talon vers vos fesses en tenant votre cheville avec votre main. Gardez vos genoux rapprochés. Maintenez la position pendant 15 à 30 secondes, puis changez de côté.
    - **Avantage**: Étire le devant de la cuisse, favorisant la relaxation du bas du corps.

8. **Étirement des mollets :**
    - **Position de départ :** Tenez-vous face à un mur, les mains posées sur le mur pour vous soutenir.
    - **Extensible:** Reculez un pied et appuyez votre talon dans le sol tout en pliant votre genou avant. Maintenez la position pendant 15 à 30 secondes, puis changez de côté.

- **Avantage:** Soulage les tensions dans les muscles du mollet et améliore la circulation dans le bas des jambes.

9. **Étirement des ischio-jambiers :**
   - **Position de départ**: Asseyez-vous sur le bord d'une chaise avec une jambe tendue.
   - **Extensible:** Penchez-vous en avant à partir de vos hanches, en tendant la main vers vos orteils tout en gardant le dos droit. Maintenez la position pendant 15 à 30 secondes, puis changez de côté.
   - **Avantage:** Améliore la flexibilité des ischio-jambiers et réduit la raideur du bas du dos.

10. **Pose de l'enfant :**
    - **Position de départ :** Agenouillez-vous sur le sol, les gros orteils se touchant et les genoux écartés.
    - **Extensible:** Asseyez-vous sur vos talons et étirez vos bras vers l'avant, en abaissant votre poitrine vers le sol. Tenez pendant 30 secondes à 1 minute.
    - **Avantage**: Soulage les tensions dans le dos, les hanches et les épaules, favorisant la relaxation.

Conseils de sécurité :
- **Déplacez-vous doucement :** Effectuez chaque étirement avec des mouvements lents et contrôlés pour éviter les blessures.
- **Respirez profondément :** Respirez profondément et régulièrement tout au long de chaque étirement pour aider à détendre vos muscles.
- **Modifier selon les besoins :** Ajustez chaque étirement à votre niveau de confort et utilisez un support si nécessaire.
- Écoutez votre corps : arrêtez tout étirement qui provoque de la douleur et consultez un professionnel de la santé si nécessaire.

Inclure cette routine du soir dans votre emploi du temps quotidien peut vous aider à vous détendre, à réduire les tensions musculaires et à préparer votre corps à une nuit de sommeil réparatrice.

Routine sur chaise

Une routine d'étirements sur chaise est parfaite pour les personnes âgées qui peuvent avoir des problèmes de mobilité ou qui préfèrent une option d'exercice assis. Cette routine se concentre sur l'amélioration de la flexibilité, la réduction de la raideur et l'amélioration de la mobilité globale tout en utilisant une chaise solide comme support.

1. **Étirement du cou :**
   - **Position de départ :** Asseyez-vous bien sur une chaise, les pieds à plat sur le sol et les épaules détendues.
   - **Extensible**: Inclinez lentement la tête d'un côté, en ramenant votre oreille vers votre épaule. Maintenez la position pendant 15 à 30 secondes, puis changez de côté.
   - **Avantage**: Soulage les tensions au niveau du cou et des épaules.

2. **Étirement des épaules :**
   - **Position de départ**: Asseyez-vous avec la colonne vertébrale droite et les pieds à plat sur le sol.
   - **Extensible:** Passez un bras sur votre corps et utilisez votre main opposée pour tirer doucement votre bras vers votre poitrine. Maintenez la position pendant 15 à 30 secondes, puis changez de côté.
   - **Avantage:** Améliore la flexibilité et réduit la raideur des épaules.

3. **Étirement de la poitrine :**
    - **Position de départ :** Asseyez-vous droit, les mains jointes derrière le dos.
    - **Extensible :** Levez lentement vos bras et serrez doucement vos omoplates l'une contre l'autre, en ouvrant votre poitrine. Tenez pendant 15 à 30 secondes.
    - **Avantage :** Améliore la posture et soulage les tensions au niveau de la poitrine et des épaules.

4. **Courbure avant assise :**
    - **Position de départ :** Asseyez-vous sur le bord de la chaise, les pieds à plat sur le sol.
    - **Extensible :** Étendez vos jambes devant vous et charnières au niveau de vos hanches pour vous pencher en avant, en tendant la main vers vos pieds. Tenez pendant 15 à 30 secondes.
    - **Avantage :** Étire les ischio-jambiers et le bas du dos, améliorant ainsi la flexibilité.

5. **Étirement chat-vache assis :**
    - **Position de départ :** Asseyez-vous sur le bord de la chaise, les pieds à plat sur le sol.

- **Pose du chat :** Expirez et arrondissez votre colonne vertébrale en ramenant votre menton contre votre poitrine.
- **Pose de vache**: Inspirez et cambrez le dos en soulevant la tête et la poitrine.
- **Répéter**: Flux entre les poses du chat et de la vache pendant 1 à 2 minutes.
- **Avantage**: Favorise la flexibilité de la colonne vertébrale et soulage les tensions du dos.

6. **Étirement des muscles fléchisseurs de la hanche en position assise :**
    - **Position de départ**: Asseyez-vous sur le bord de la chaise, les pieds à plat sur le sol.
    - **Extensible**: Déplacez une jambe vers l'arrière, permettant au genou de se plier et au pied de rester à plat sur le sol, tandis que l'autre jambe reste pliée à un angle de 90 degrés. Maintenez la position pendant 15 à 30 secondes, puis changez de côté.
    - **Avantage:** Étire les fléchisseurs de la hanche et réduit la tension dans le bas du dos.

7. **Étirement des quadriceps assis :**
    - **Position de départ**: Asseyez-vous de côté sur la chaise avec une jambe pliée et l'autre jambe étendue vers l'arrière.
    - **Extensible**: Tenez le dossier de la chaise pour vous soutenir et tirez doucement la cheville de votre jambe tendue vers vos fesses. Maintenez la position pendant 15 à 30 secondes, puis changez de côté.
    - **Avantage:** Étire le devant de la cuisse, favorisant la relaxation du bas du corps.

8. **Étirement des mollets assis :**
    - **Position de départ :** Asseyez-vous sur le bord de la chaise, les pieds à plat sur le sol.
    - **Extensible**: Étendez une jambe et placez le talon sur le sol avec les orteils pointés vers le haut. Penchez-vous légèrement en avant pour approfondir l'étirement. Maintenez la position pendant 15 à 30 secondes, puis changez de côté.
    - **Avantage**: Soulage les tensions dans les muscles du mollet et améliore la circulation dans le bas des jambes.

9. **Étirement des ischio-jambiers en position assise :**
    - **Position de départ**: Asseyez-vous sur le bord de la chaise avec une jambe tendue.
    - **Extensible:** Penchez-vous en avant à partir de vos hanches, en tendant la main vers vos orteils tout en gardant le dos droit. Maintenez la position pendant 15 à 30 secondes, puis changez de côté.
    - **Avantage:** Améliore la flexibilité des ischio-jambiers et réduit la raideur du bas du dos.

10. **Étirement latéral assis :**
    - **Position de départ :** Asseyez-vous droit, les pieds à plat sur le sol.
    - **Extensible:** Étendez un bras au-dessus de votre tête et penchez-vous doucement du côté opposé, en sentant l'étirement le long de votre côté. Maintenez la position pendant 15 à 30 secondes, puis changez de côté.
    - **Avantage**: Étire les côtés de votre torse, améliorant la flexibilité et soulageant les tensions.

Conseils de sécurité :
- **Bougez doucement**: Effectuez chaque étirement avec des mouvements lents et contrôlés pour éviter les blessures.
- **Respirez profondément :** Respirez profondément et régulièrement tout au long de chaque étirement pour aider à détendre vos muscles.
- **Modifier selon les besoins**: Ajustez chaque étirement à votre niveau de confort et utilisez un support si nécessaire.
- Écoutez votre corps : arrêtez tout étirement qui provoque de la douleur et consultez un professionnel de la santé si nécessaire.

L'intégration de cette routine sur chaise à votre emploi du temps quotidien peut vous aider à améliorer votre flexibilité, à réduire la raideur musculaire et à améliorer votre confort et votre bien-être en général.

Chapitre 6 : Conseils supplémentaires

Intégrer les étirements dans la vie quotidienne

Intégrer les étirements à votre quotidien est essentiel pour conserver votre souplesse, réduire les raideurs et favoriser le bien-être général, notamment chez les seniors. En intégrant régulièrement les étirements à votre routine, vous pouvez améliorer votre mobilité, améliorer votre posture et réduire le risque de blessures. Voici quelques façons pratiques d'intégrer les étirements à vos activités quotidiennes :

1. **Routine du matin :**
   - **Commencez votre journée du bon pied :** Commencez chaque journée par une douce routine d'étirements matinaux pour réveiller vos muscles et vos articulations. Des étirements simples tels que des étirements du cou, des rouleaux d'épaules et des flexions assises vers

l'avant peuvent vous aider à vous sentir plus flexible et plus énergique.
- **La cohérence est la clé :** Prenez l'habitude de passer 5 à 10 minutes à vous étirer chaque matin. Cela donne un ton positif pour le reste de votre journée.

2. **Pauses de travail :**
   - **Micro-pauses :** Faites de courtes pauses pendant votre travail ou vos activités quotidiennes pour vous lever et vous étirer. Ceci est particulièrement important si vous passez de longues périodes assis.
   - **Étirez-vous à votre bureau :** Incorporez des étirements assis tels que des étirements chat-vache assis, des étirements latéraux assis et des rouleaux de chevilles lorsque vous travaillez à votre bureau.

3. **Heure de télévision :**
   - **S'étirer en regardant la télévision**: Profitez des pauses publicitaires ou des temps d'arrêt lorsque vous regardez la télévision pour effectuer quelques étirements. Cela peut inclure des étirements des ischio-jambiers assis, des

étirements des mollets assis ou de légères torsions de la colonne vertébrale.
- **Multitâche**: Gardez un tapis de yoga ou une chaise confortable à proximité pour vous étirer tout en profitant de vos émissions préférées.

4. **Routine du soir :**
   - **Détendez-vous**: Terminez votre journée par une routine d'étirements relaxante en soirée. Incorporez des étirements tels que la flexion assise vers l'avant, l'étirement chat-vache et la pose de l'enfant pour aider votre corps à se détendre et à se préparer au sommeil.
   - Favoriser la relaxation : des étirements doux le soir peuvent également aider à réduire les tensions et à favoriser une nuit de sommeil plus réparatrice.

5. **Incorporer dans les tâches quotidiennes :**
   - **Étirer pendant la cuisson**: Profitez du temps passé à attendre que l'eau bout ou que les aliments cuisent pour faire quelques étirements. Par exemple, effectuez des étirements des mollets ou des fléchisseurs de la hanche.

- **Tâches ménagères :** Intégrez les étirements aux tâches ménagères. Par exemple, après avoir passé l'aspirateur ou balayé, effectuez un étirement des quadriceps debout ou un étirement de la poitrine.

6. **Utiliser la technologie :**
   - **Rappels :** Définissez des rappels sur votre téléphone ou utilisez une application d'étirement pour vous inviter à vous étirer tout au long de la journée.
   - **Suivez les guides en ligne :** Utilisez des vidéos ou des guides en ligne proposant des routines d'étirement adaptées aux personnes âgées afin que votre routine reste variée et engageante.

7. **Étirement social :**
   - **Activités de groupe :** Rejoignez un cours de stretching ou un groupe de yoga pour seniors. L'aspect social peut rendre les étirements plus agréables et vous garder motivé.
   - Étirez-vous avec un ami : invitez un ami ou un membre de votre famille à s'étirer avec vous. Cela peut être une façon

amusante de rester fidèle à votre routine d'étirements.

8. **Adaptez les étirements à vos besoins :**
   - **Personnaliser**: Adaptez votre routine d'étirements à vos besoins et limites individuels. Concentrez-vous sur les zones où vous ressentez le plus de tensions ou de raideurs.
   - **Écoutez votre corps :** Soyez attentif aux signaux de votre corps et ajustez vos étirements en conséquence. Ne vous poussez jamais jusqu'à la douleur.

Conseils de sécurité :
- **Déplacez-vous doucement :** Effectuez chaque étirement avec des mouvements lents et contrôlés pour éviter les blessures.
- **Respirez profondément**: Respirez profondément et régulièrement tout au long de chaque étirement pour aider à détendre vos muscles.
- **Modifier selon les besoins :** Ajustez chaque étirement à votre niveau de confort et utilisez un support si nécessaire.
- **Consultez un professionnel :** Si vous avez des problèmes de santé ou des maladies chroniques, consultez un professionnel de la santé ou un

physiothérapeute avant de commencer une nouvelle routine d'étirement.

Intégrer les étirements à votre vie quotidienne peut améliorer considérablement votre flexibilité, votre mobilité et votre qualité de vie globale. Grâce à ces conseils pratiques, vous pouvez facilement faire des étirements une partie régulière et agréable de votre routine quotidienne.

Rester cohérent

Maintenir la cohérence de votre routine d'étirements est crucial pour récolter les bénéfices à long terme d'une flexibilité améliorée, d'une raideur réduite et d'un bien-être général. Pour les personnes âgées, développer et suivre un programme d'étirements régulier peut améliorer votre qualité de vie et vous aider à rester actif et indépendant. Voici quelques stratégies pour vous aider à rester cohérent dans vos exercices d'étirement :

1. **Fixez-vous des objectifs réalistes :**
    - **Commencez petit**: Commencez par des séances courtes et gérables de 5 à 10 minutes chaque jour et augmentez progressivement la durée à mesure que vous vous sentez plus à l'aise.

- **Soyez précis**: Fixez-vous des objectifs clairs et réalisables, comme vous étirer pendant 10 minutes chaque matin ou intégrer trois pauses d'étirement dans votre journée.

2. **Créez une routine :**
    - **Même heure, même endroit :** Désignez des moments précis de la journée pour vous étirer, par exemple tôt le matin et avant de vous coucher. Avoir un horaire cohérent aide à établir une habitude.
    - **Utiliser des indices :** Associez les étirements aux activités quotidiennes, comme les étirements après le brossage des dents ou pendant les publicités télévisées, pour créer un rappel naturel.

3. **Suivez vos progrès :**
    - **Tenir un journal :** Enregistrez vos activités d'étirement dans un journal pour suivre vos progrès et rester motivé.
    - **Célébrez les jalons**: Reconnaissez et célébrez les petites réalisations, comme une flexibilité accrue ou la réalisation d'une semaine complète d'étirements.

4. **Restez motivé :**
    - **Routine agréable :** Choisissez des étirements que vous appréciez et qui vous font du bien. Cela vous rendra plus susceptible de respecter votre routine.
    - **Impliquer les autres :** Étirez-vous avec un ami, un membre de votre famille ou rejoignez un cours. L'interaction sociale peut rendre l'activité plus agréable et vous responsabiliser.

5. **Utiliser la technologie :**
    - **Définir des rappels :** Utilisez votre téléphone ou une application d'étirement pour définir des rappels et des alertes pour vous inviter à vous étirer.
    - **Suivez les programmes en ligne**: Participez à des programmes d'étirement en ligne ou à des vidéos conçus pour les personnes âgées afin que votre routine reste variée et intéressante.

6. **Adaptez-vous à votre style de vie :**
    - **Soyez flexible :** Si vous manquez une séance, ne vous découragez pas. Reprenez simplement votre routine dès que possible.

- S'intégrer dans la vie quotidienne: Intégrez les étirements aux activités quotidiennes, par exemple en attendant que la bouilloire bout ou après le jardinage.

7. **Faites attention à votre corps :**
   - **Écoutez votre corps**: Faites attention à ce que ressent votre corps pendant et après les étirements. Ajustez l'intensité et la durée en fonction de votre niveau de confort.
   - Reposez-vous en cas de besoin : Si vous ressentez une douleur ou un inconfort excessif, faites une pause et laissez votre corps se reposer.

8. **Rechercher des conseils professionnels :**
   - **Consultez des experts :** Si vous n'êtes pas sûr de votre technique ou de votre routine d'étirement, demandez conseil à un physiothérapeute ou à un professionnel du fitness.
   - **Enregistrements réguliers :** Examinez périodiquement vos progrès et votre routine avec un professionnel pour vous assurer que vous êtes sur la bonne voie.

Conseils pratiques pour la cohérence :
- **Rappels visuels**: Placez des notes ou des repères visuels dans votre maison pour vous rappeler de vous étirer.
- **Environnement confortable**: Créez un espace dédié et confortable pour vous étirer avec un tapis et tous les accessoires nécessaires.
- **Renforcement positif**: Récompensez-vous pour votre régularité, qu'il s'agisse d'une petite gâterie ou d'une activité relaxante que vous appréciez.

En intégrant ces stratégies, vous pouvez développer une routine d'étirement cohérente et efficace qui s'intègre parfaitement à votre vie quotidienne. Des étirements réguliers vous aideront à maintenir votre flexibilité, à réduire les raideurs et à améliorer votre santé et votre bien-être en général, vous permettant ainsi de rester actif et indépendant pendant des années.

Combiner les étirements avec d'autres exercices

L'intégration des étirements à d'autres formes d'exercice peut créer une routine de remise en forme complète qui améliore la santé globale, la flexibilité et la force. Pour les personnes âgées, combiner des étirements avec des exercices d'aérobie, de force et d'équilibre peut optimiser la forme physique et améliorer le fonctionnement quotidien. Voici comment intégrer efficacement les étirements dans un programme d'exercices complet :

1. **Avant l'exercice : étirements dynamiques**

    o **Programme d'échauffement :** Commencez par des étirements dynamiques qui préparent en douceur vos muscles à une activité plus intense. Les étirements dynamiques impliquent des mouvements contrôlés qui augmentent progressivement votre amplitude de mouvement.
    o **Exemples :** Les cercles de bras, les balancements de jambes et les fentes de marche peuvent aider à augmenter le flux sanguin et à améliorer la flexibilité.

2. **Pendant l'exercice : étirements actifs**
    o **Incorporer les étirements :** Incluez des étirements actifs dans votre entraînement. Par exemple, après une série d'exercices de musculation, effectuez un étirement correspondant pour garder les muscles flexibles et réduire la raideur.

- **Exemples :** Après une série de squats, effectuez un étirement des quadriceps ; après les exercices du haut du corps, étirez la poitrine et les épaules.

3. **Après l'exercice : étirements statiques**
   - **Routine de récupération :** Terminez votre entraînement par des étirements statiques pour aider à détendre les muscles et améliorer la flexibilité. L'étirement statique consiste à maintenir un étirement pendant 15 à 30 secondes sans mouvement.
   - **Exemples :** Les étirements des ischio-jambiers, des mollets et les flexions assises vers l'avant peuvent aider à réduire la tension musculaire et faciliter la récupération.

4. **Combiner avec des exercices aérobiques**
   - **Marcher ou faire du jogging :** Commencez par un échauffement comprenant des étirements dynamiques. Après votre séance d'aérobic, effectuez des étirements statiques pour aider à détendre les muscles et prévenir les raideurs.

- **Exemple de routine**: Commencez par des balancements de jambes et des cercles de bras avant de marcher. Après votre marche, effectuez des étirements des mollets, des ischio-jambiers et une flexion assise vers l'avant.

5. **Combiner avec l'entraînement en force**
    - **Pré-entraînement :** Échauffez-vous avec des étirements dynamiques ciblant les groupes musculaires que vous allez travailler.
    - **Intra-entraînement :** Effectuez des étirements actifs entre les séries pour maintenir la flexibilité.
    - **Après l'entraînement :** Terminez par des étirements statiques pour améliorer la récupération musculaire et la flexibilité.
    - **Exemple de routine**: Échauffez-vous avec des fentes en marchant et des balancements de bras. Entre les séries d'haltérophilie, faites des étirements des épaules. Après la séance, étirez votre poitrine, vos quadriceps et vos ischio-jambiers.

6. **Combiner avec des exercices d'équilibre**
    - **Yoga et Tai Chi :** Le yoga et le Tai Chi intègrent des étirements à des exercices d'équilibre et de force, favorisant la flexibilité, la stabilité et la relaxation.
    - **Pratique quotidienne :** Intégrez des séances de yoga ou de Tai Chi à votre routine hebdomadaire pour une approche holistique de la forme physique.
    - **Exemple de routine :** Incluez des poses de yoga comme la pose du chien vers le bas, la pose du guerrier et les étirements chat-vache pour améliorer la flexibilité et l'équilibre.

Conseils pratiques pour l'intégration :
- **Planifiez votre routine :** Prévoyez des moments précis pour vous étirer dans votre plan d'entraînement. Cela permet de garantir que vous incluez systématiquement les étirements dans votre programme de remise en forme.

- **Approche équilibrée**: Visez une routine équilibrée qui comprend un mélange d'exercices d'étirement, d'aérobie, de force et d'équilibre pour couvrir tous les aspects de la forme physique.

- **Ajuster l'intensité :** Modifiez l'intensité et la durée des étirements en fonction du type et de l'intensité des autres exercices que vous effectuez.

- **Restez hydraté :** Buvez beaucoup d'eau avant, pendant et après l'exercice pour garder vos muscles hydratés et réduire le risque de crampes.

- **Écoutez votre corps**: Faites attention à la façon dont votre corps réagit aux exercices combinés. Ajustez votre routine si nécessaire pour éviter le surmenage et les blessures.

Conseils de sécurité :
- **Échauffez-vous correctement**: Commencez toujours par un échauffement pour préparer vos muscles à une activité plus intense et réduire les risques de blessures.
- **Concentrez-vous sur la forme**: Utilisez une forme appropriée pour tous les étirements et exercices afin de maximiser les bénéfices et de minimiser le risque de blessure.
- **Évitez de trop étirer :** Étirez-vous jusqu'à provoquer une légère tension, sans douleur. Un étirement excessif peut entraîner des tensions musculaires ou des blessures.

- **Consultez un professionnel :** Si vous n'êtes pas sûr de pouvoir combiner les étirements avec d'autres exercices, demandez conseil à un professionnel du fitness ou à un physiothérapeute.

En combinant les étirements avec d'autres types d'exercices, vous pouvez créer une routine de remise en forme complète qui améliore la flexibilité, la force, l'équilibre et la santé globale. Cette approche intégrée permet de garantir que vous restez actif, mobile et indépendant, favorisant ainsi une meilleure qualité de vie.

Conclusion

Intégrer des étirements réguliers à votre routine quotidienne offre de nombreux avantages. Les étirements améliorent la flexibilité, permettant une plus grande facilité de mouvement dans les activités quotidiennes. Il soulage les tensions et les raideurs musculaires, favorisant une sensation de relaxation et de bien-être.

En améliorant la circulation, les étirements soutiennent la santé cardiovasculaire globale et facilitent le processus de récupération après une activité physique. De plus, des étirements constants aident à maintenir une bonne posture, réduisent le risque de blessures et peuvent même soulager les douleurs chroniques dans des zones telles que le dos, le cou et les épaules.

Votre engagement à suivre une routine d'étirements régulière est une étape importante vers le maintien et l'amélioration de votre santé physique. Il n'est jamais trop tard pour commencer et chaque petit geste compte. En restant actif et en intégrant les étirements à votre quotidien, vous investissez dans votre mobilité et votre indépendance futures. N'oubliez pas que la clé est la cohérence. Faites des étirements un élément naturel de vos routines du matin et du soir, intégrez-les à vos activités quotidiennes et combinez-les avec d'autres formes d'exercice pour un programme de remise en forme complet.

Votre corps vous remerciera pour le soin et l'attention que vous lui apporterez à travers ces mouvements doux. Alors continuez à bouger, restez flexible et continuez à profiter des nombreux avantages d'une pratique d'étirements dédiée. Voilà pour une vie en meilleure santé et plus active pendant vos années d'or.

Appendice

Glossaire des termes

Pour vous aider à comprendre les exercices d'étirement et la terminologie du fitness, voici quelques termes clés fréquemment utilisés dans ce guide :

1. **Étirement dynamique**: Exercices d'étirement qui impliquent un mouvement continu et sont généralement effectués dans le cadre d'une routine d'échauffement pour préparer les muscles à l'activité physique.

2. **Étirement statique :** Exercices d'étirement qui consistent à maintenir une position d'étirement pendant un certain temps (généralement 15 à 30 secondes) sans mouvement, visant à améliorer la flexibilité et à réduire la tension musculaire.

3. **Flexibilité**: La capacité des muscles et des articulations à se déplacer dans toute leur amplitude de mouvement sans inconfort ni restriction.

4. **Amplitude de mouvement (ROM)** : La mesure dans laquelle une articulation peut se déplacer dans diverses directions, notamment la flexion, l'extension, l'abduction et l'adduction.

5. **Mobilité**: La capacité de se déplacer librement et facilement, englobant à la fois la flexibilité et la fonction articulaire.

6. **Raideur musculaire :** Une sensation de résistance ou de tension dans les muscles, souvent due à une immobilité prolongée ou à un effort physique.

7. **Posture:** L'alignement des parties du corps les unes par rapport aux autres en position debout, assise ou couchée. Une bonne posture aide à prévenir les tensions sur les muscles et les articulations.
8. **Réchauffer:** Exercices doux effectués avant un entraînement ou une activité physique pour préparer le corps en augmentant la fréquence cardiaque, la circulation et la flexibilité.
9. **Refroidir:** Exercices doux ou étirements effectués après une séance d'entraînement ou une activité physique pour diminuer progressivement la fréquence cardiaque, prévenir les courbatures et favoriser la relaxation.

10. **Exercices d'équilibre :** Activités conçues pour améliorer la stabilité et prévenir les chutes en améliorant la proprioception (conscience de la position du corps) et en renforçant les muscles impliqués dans le maintien de l'équilibre.
11. **Exercice aérobie :** Activité physique qui augmente la fréquence cardiaque et la consommation d'oxygène sur une période prolongée, comme la marche, la natation ou le vélo, pour améliorer la santé cardiovasculaire.
12. **Entraînement en force :** Exercices utilisant la résistance (par exemple, poids, bandes de résistance) pour renforcer les muscles, améliorer le tonus musculaire et améliorer la force physique globale.
13. **Proprioception :** La capacité du corps à ressentir sa position et ses mouvements dans l'espace, cruciale pour l'équilibre, la coordination et l'efficacité des mouvements.
14. **Condition physique :** Santé et bien-être général obtenus grâce à une activité physique régulière, y compris l'endurance cardiovasculaire, la force musculaire, la flexibilité et l'équilibre.

15. **Douleur chronique :** Douleur persistante durant des semaines, des mois ou des années, souvent associée à des affections comme l'arthrite ou des maux de dos.

www.ingramcontent.com/pod-product-compliance
Lightning Source LLC
Chambersburg PA
CBHW071107240526
45469CB00006BD/2364